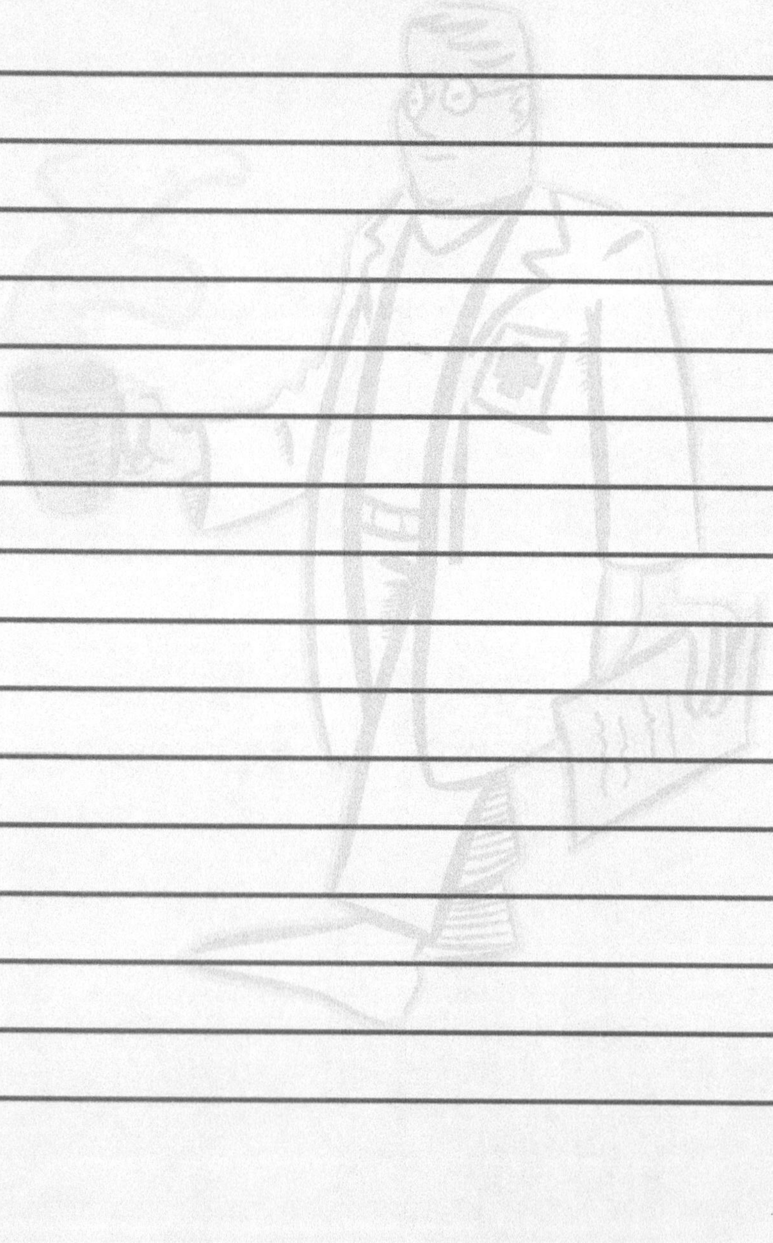

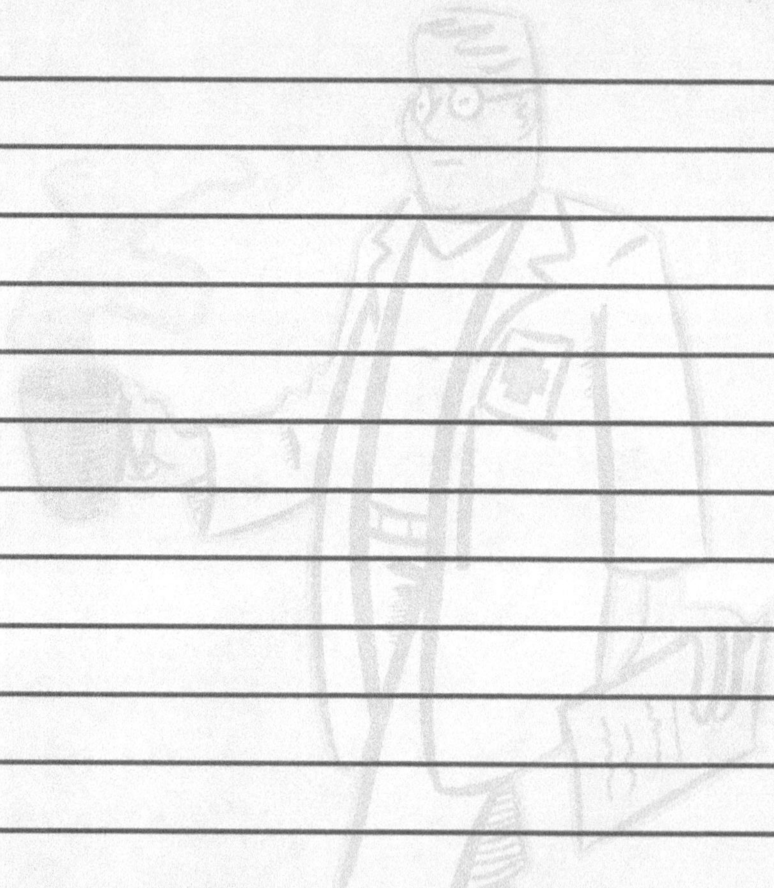

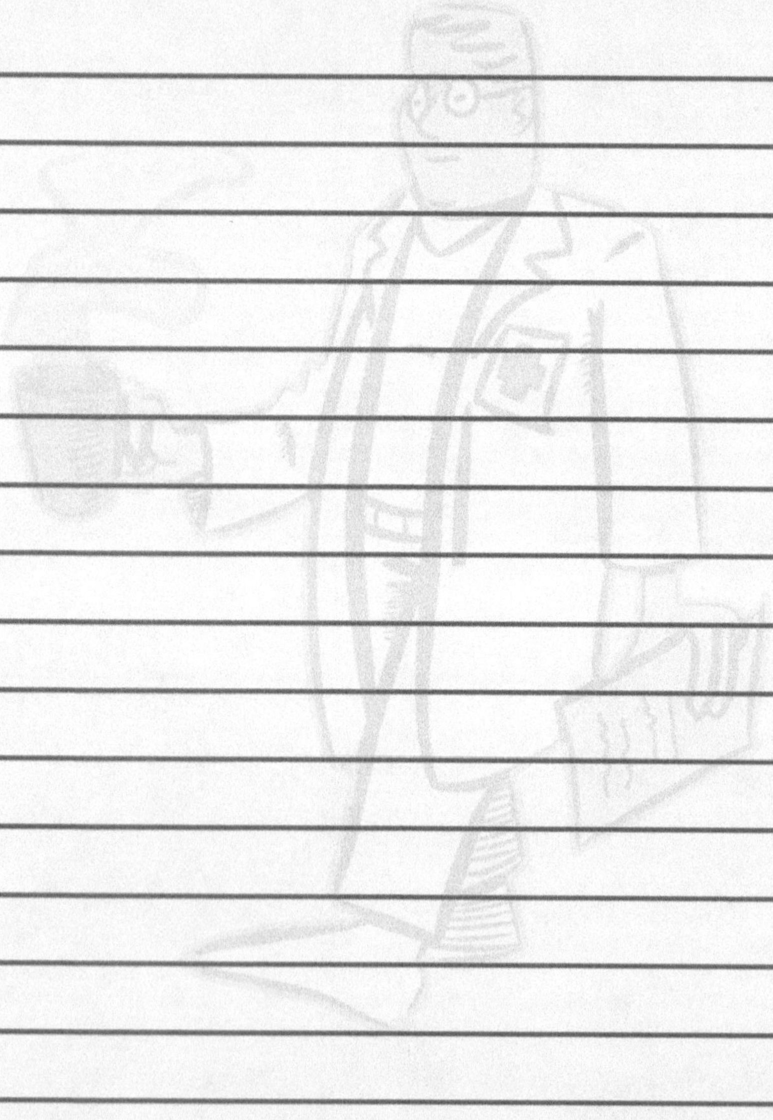

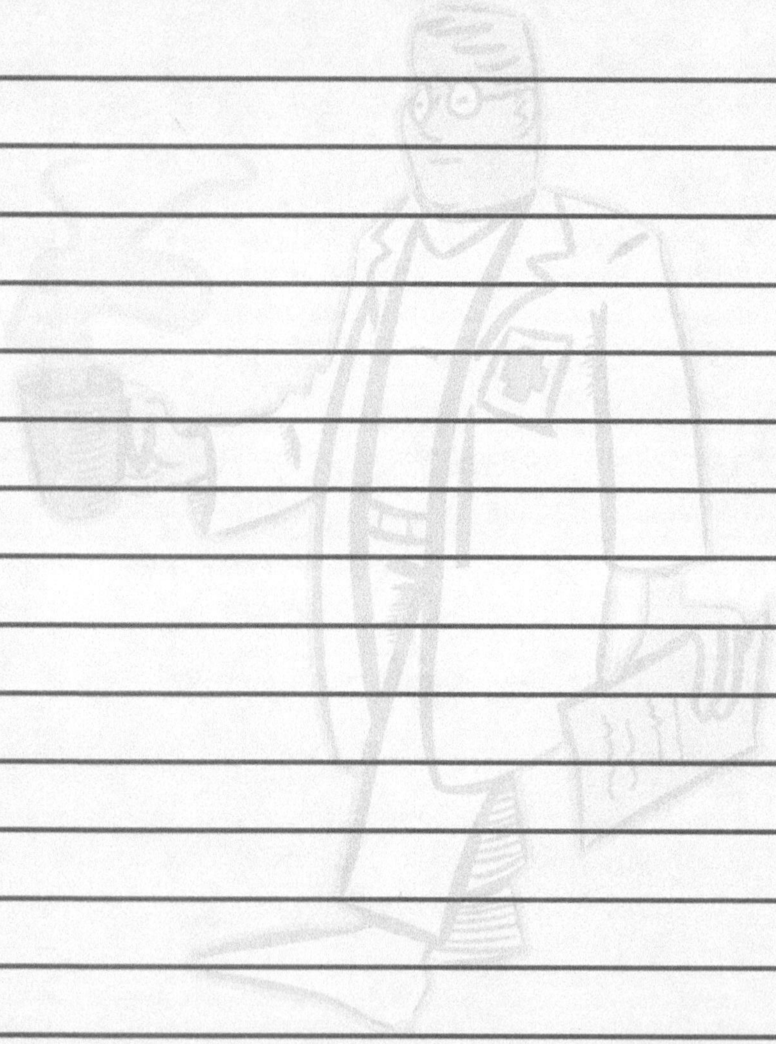

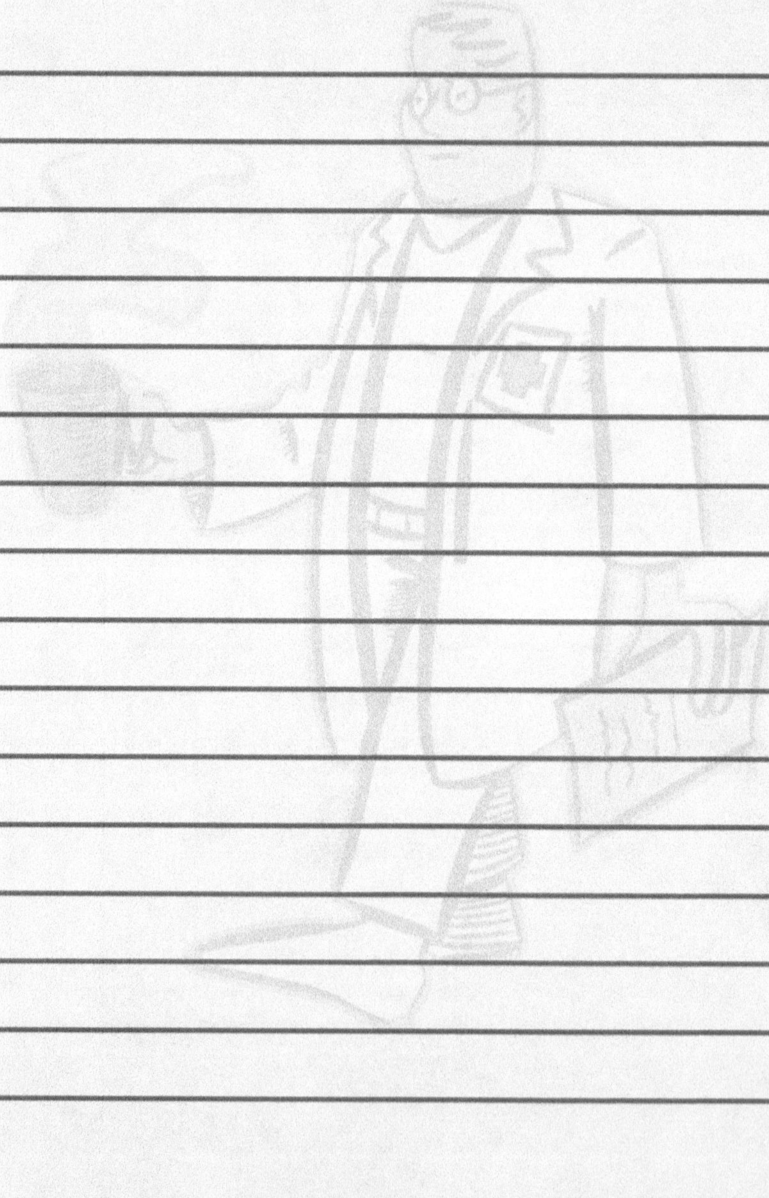

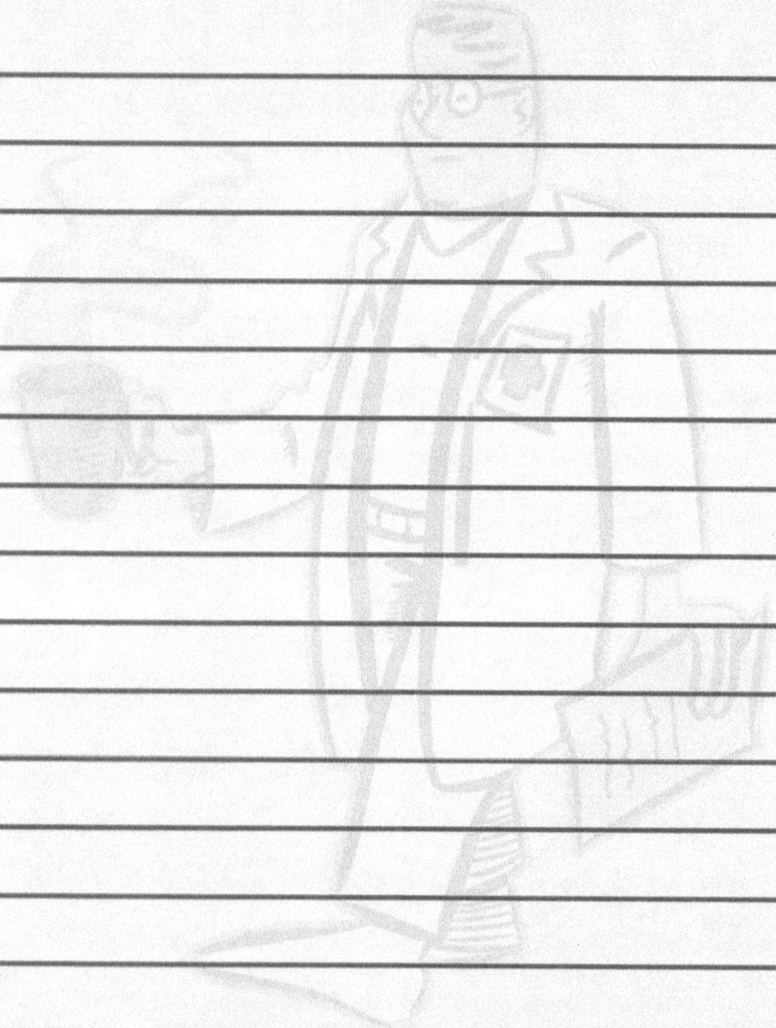

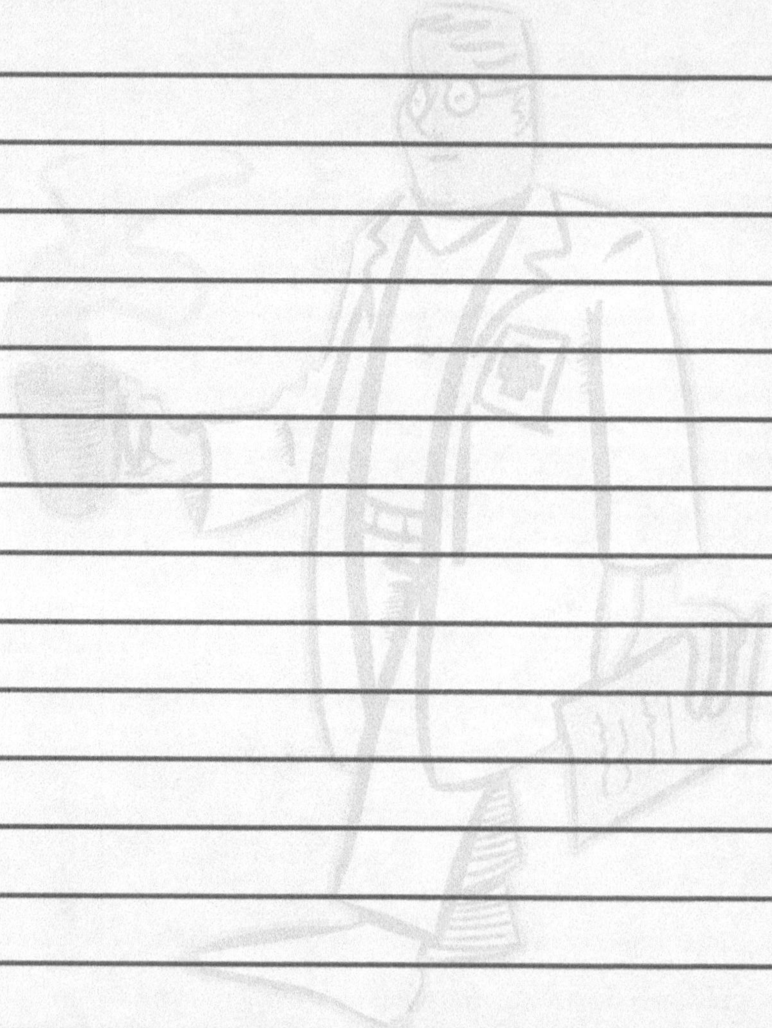

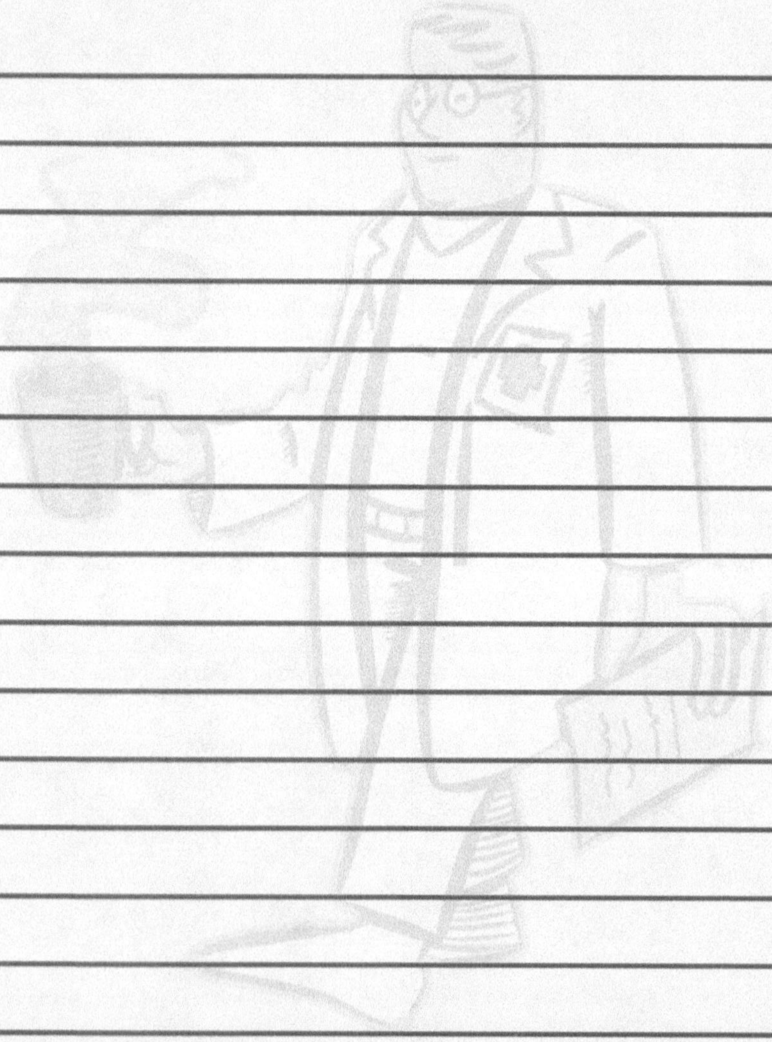

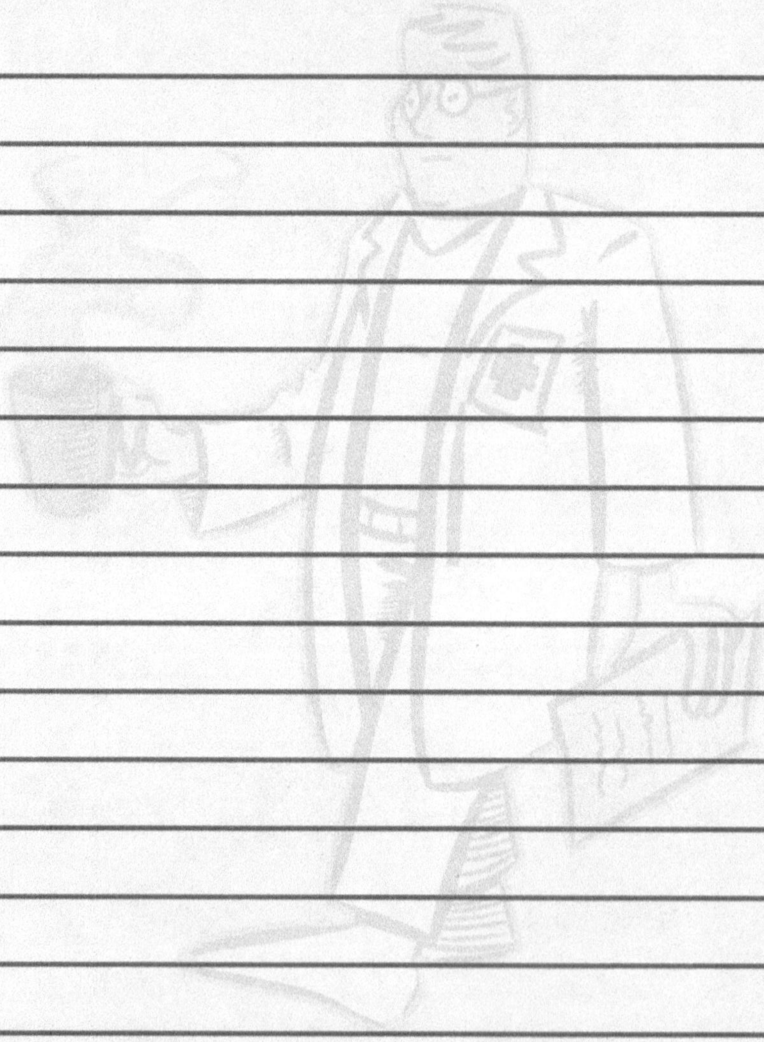

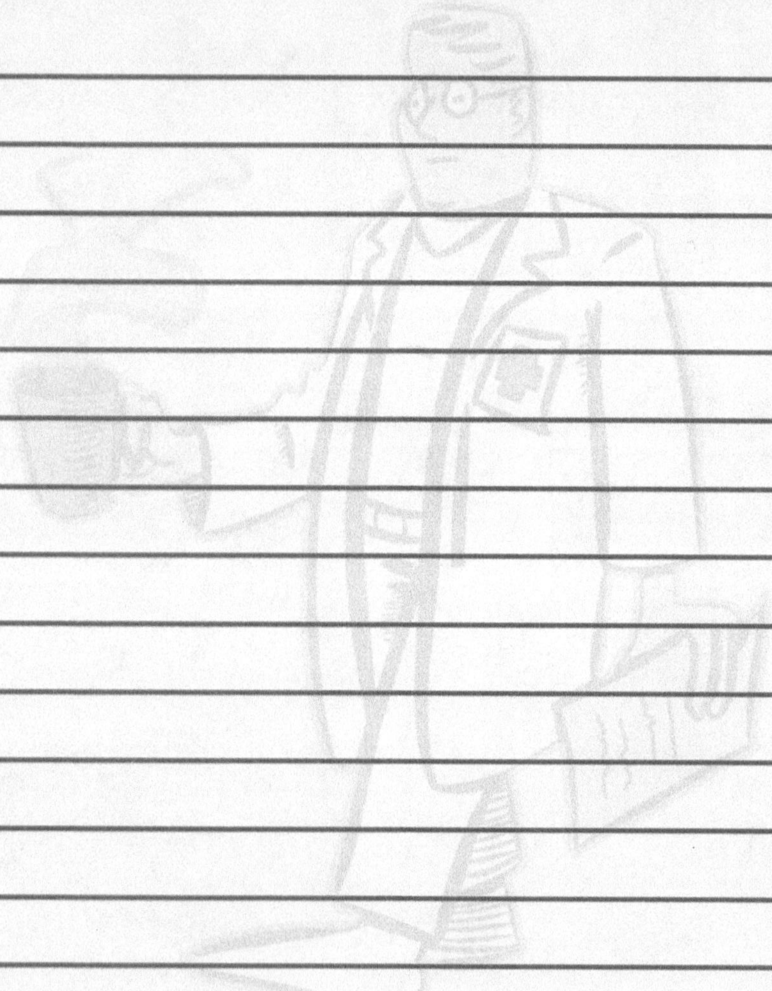

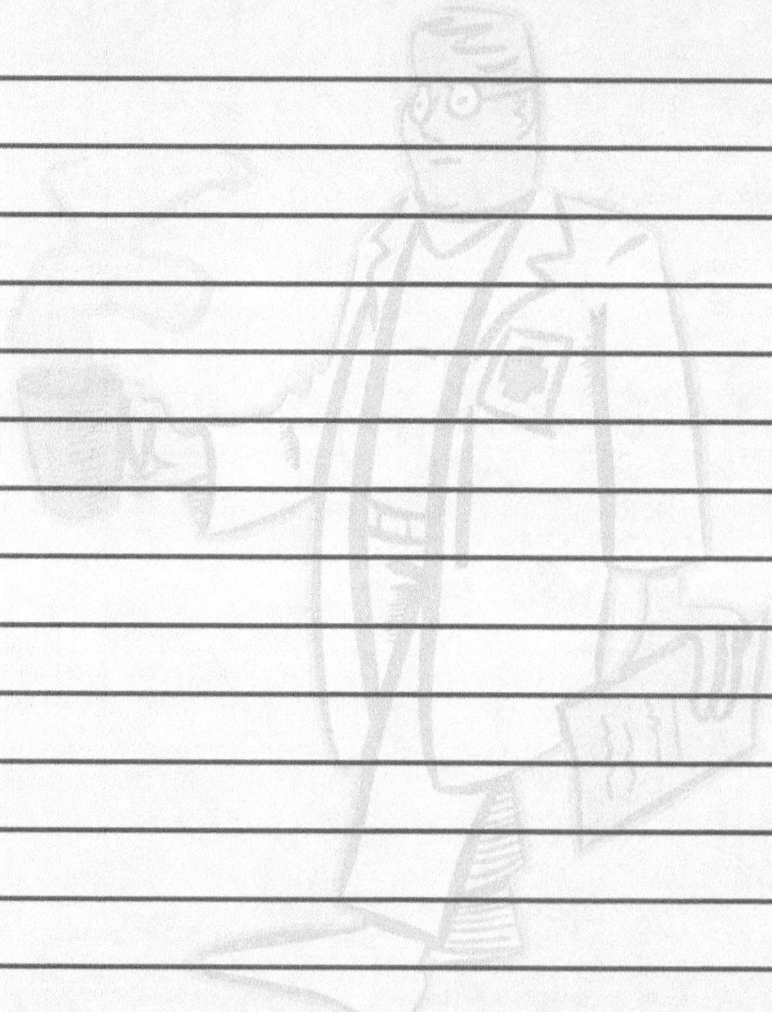

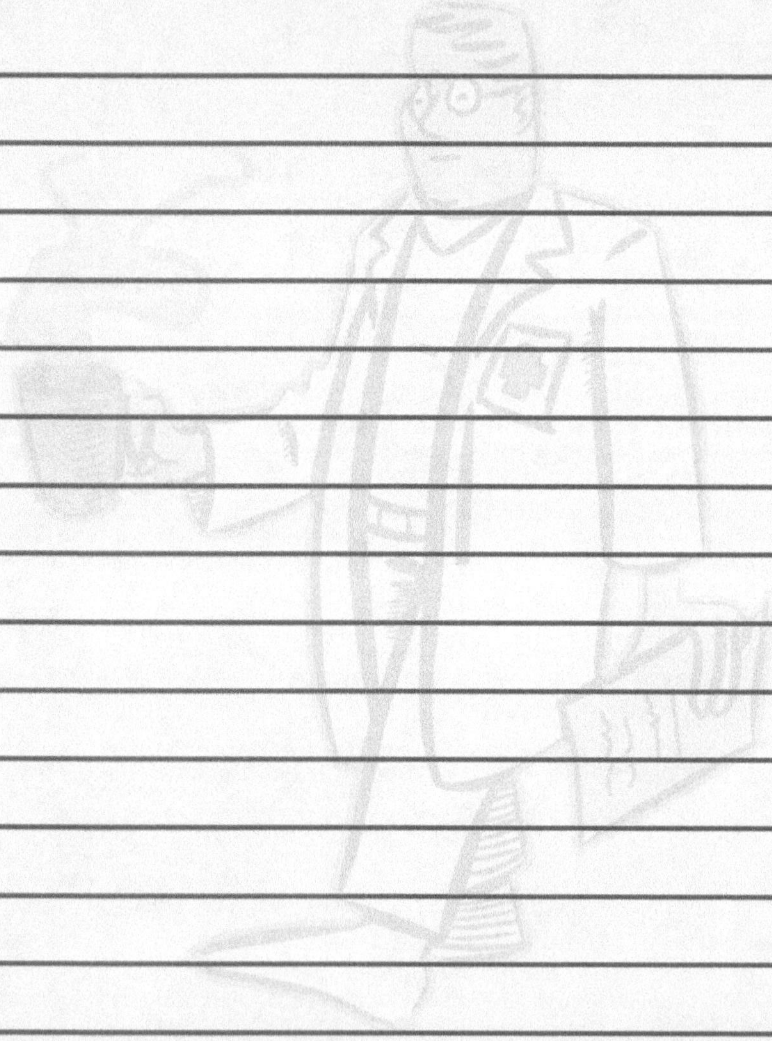

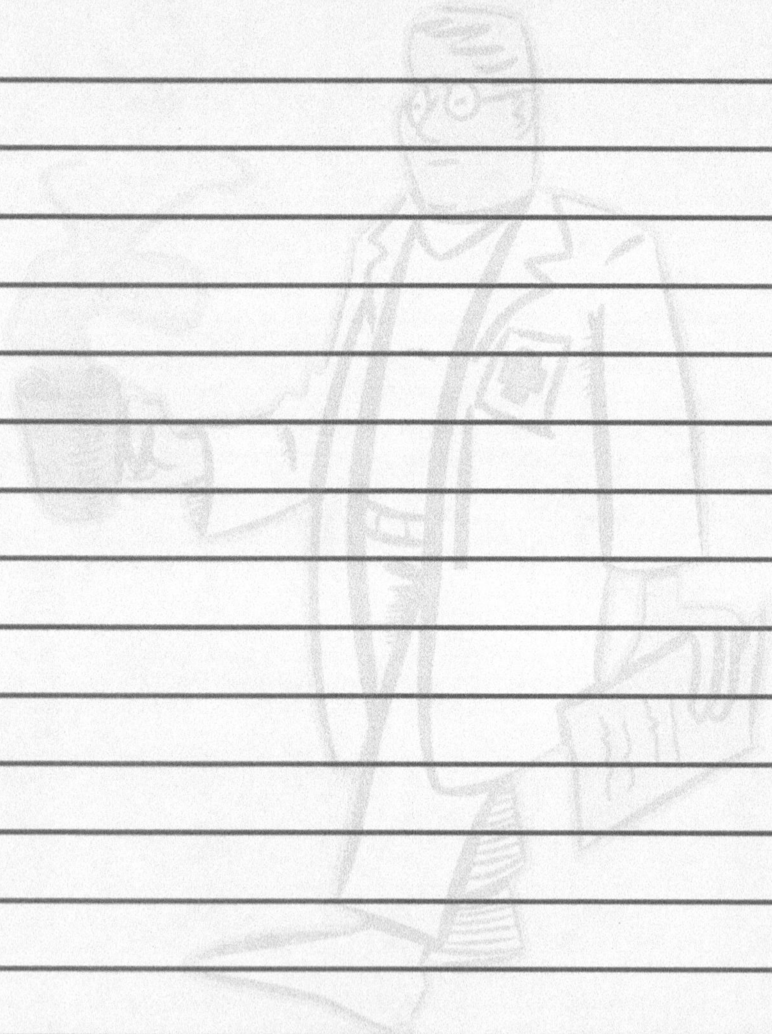

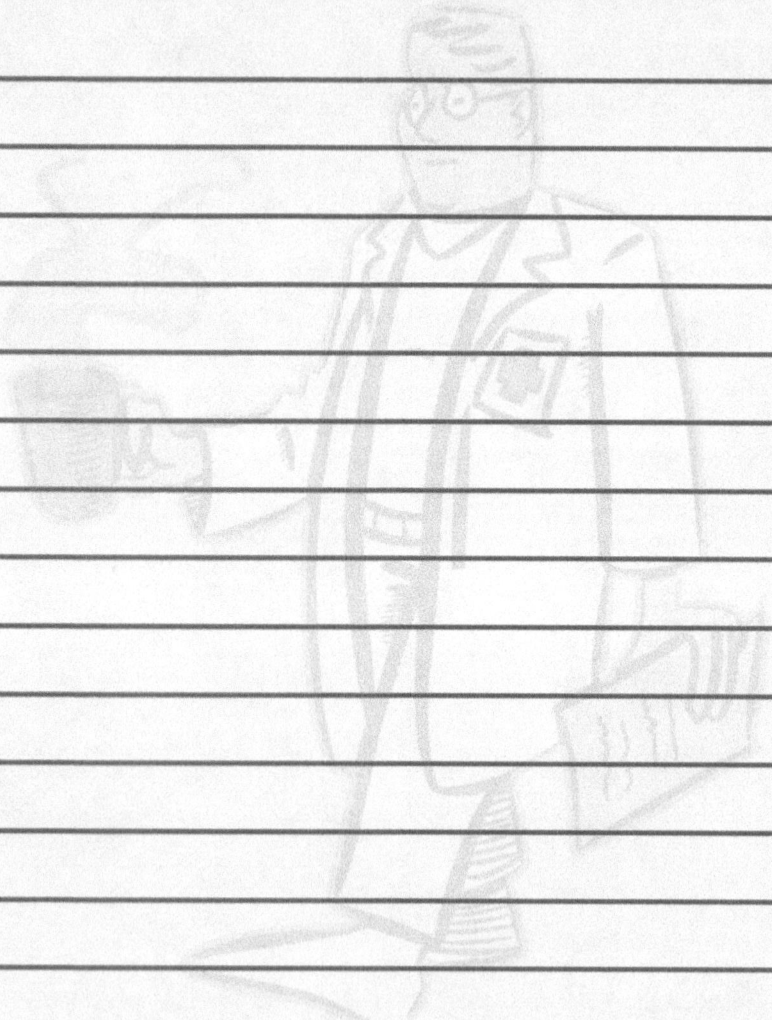

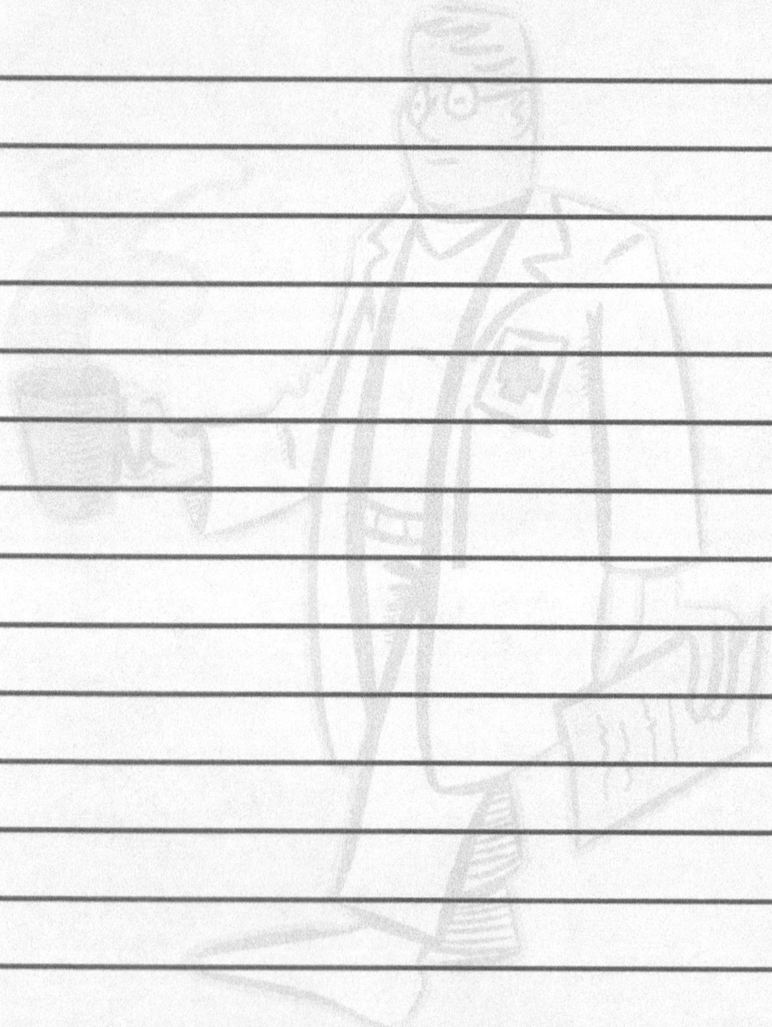

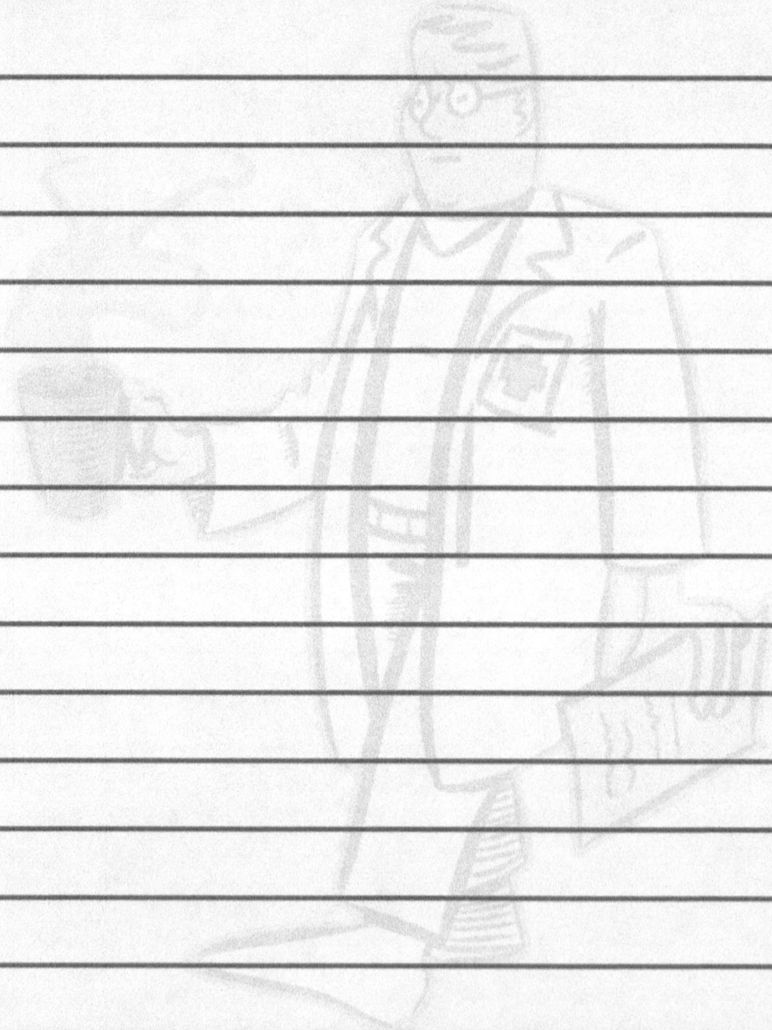

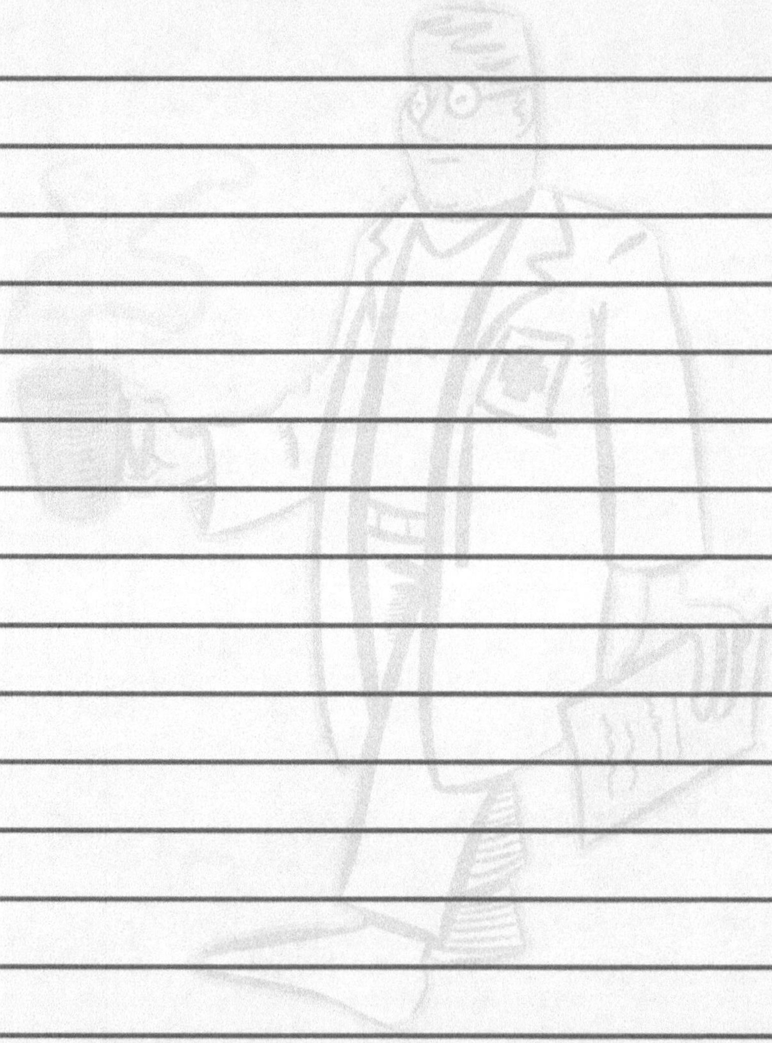

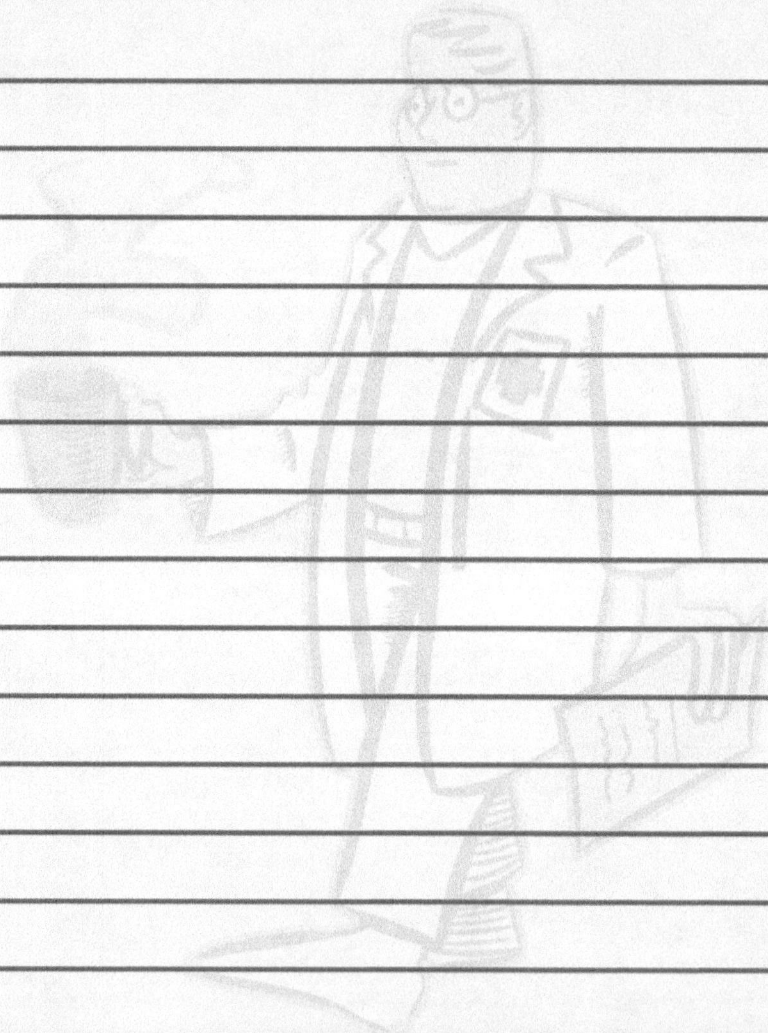

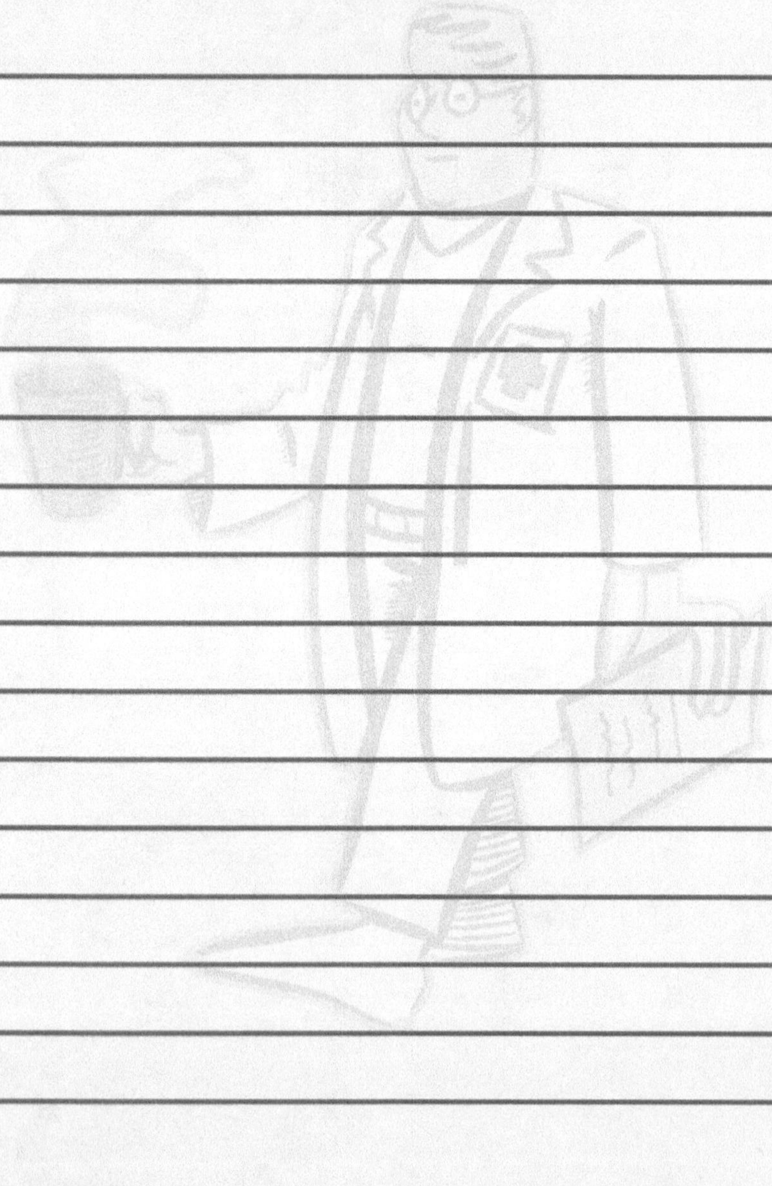

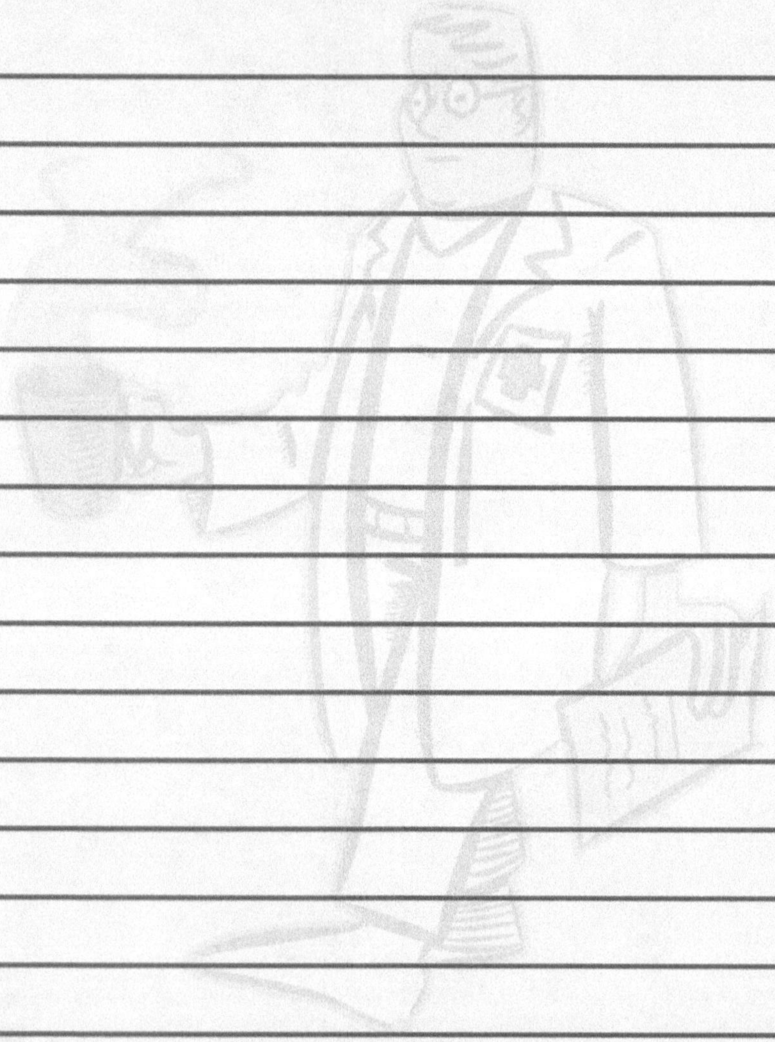

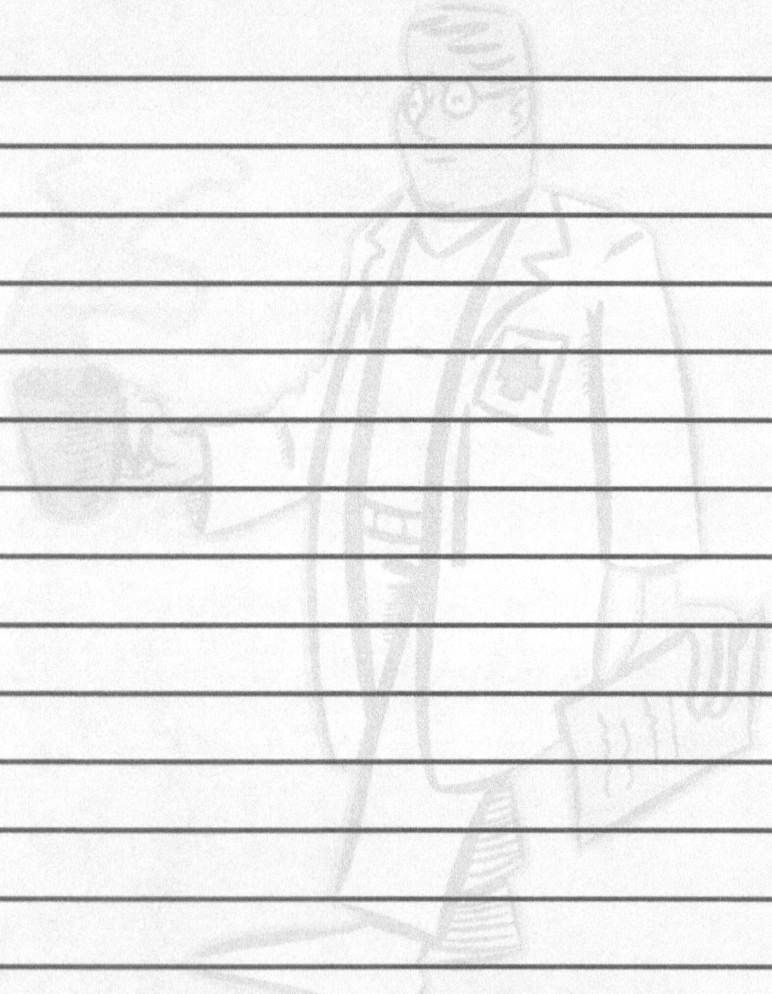

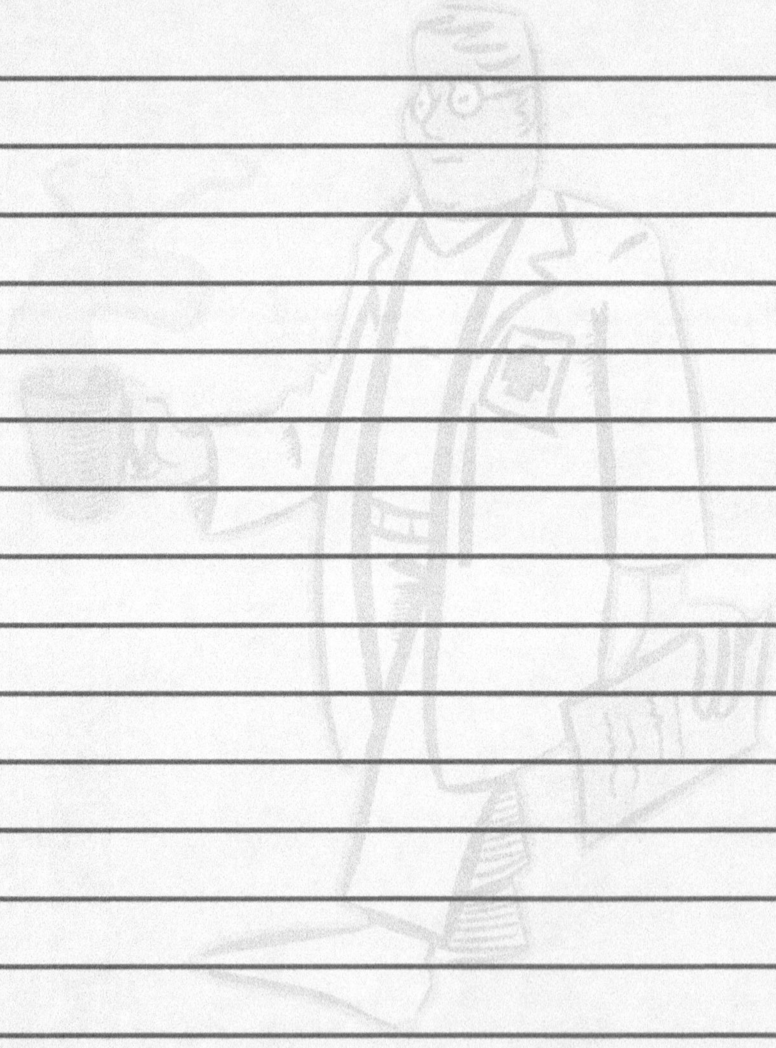

www.ingramcontent.com/pod-product-compliance
Lightning Source LLC
Chambersburg PA
CBHW021831170526
45157CB00007B/2760